Vínculo entre médico y paciente:

9 claves para conquistar la conexión en la relación médico – paciente.

Rosa Virginia Salom García

Rosa Virginia Salom García

Copyright © Rosa Salom, 2020. Todos los derechos reservados

ISBN: 9798551649205

Dedicatoria

Este libro es dedicado a todo el personal de salud, en especial a los estudiantes de medicina, a los médicos, como una herramienta de reflexión para lograr el éxito en la consulta y en consecuencia en la vida como profesional.

Así mismo dedico este libro a todos los pacientes como una herramienta que les permita conocer sus derechos y deberes como paciente para que la consulta sea realmente beneficiosa logrando una exitosa relación médico paciente.

La satisfacción más grande para el personal de salud es lograr el éxito a través del éxito de sus pacientes, no solo desde el punto de vista científico, sino personal, pues logramos satisfacer nuestra misión en la tierra dándole un sentido real a nuestra vida.

Rosa Virginia Salom García

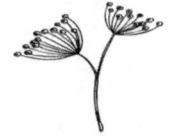

Rosa Virginia Salom García

Vínculo entre médico y paciente

Rosa Virginia Salom García

Rosa Virginia Salom García nace en Caracas, Venezuela en el año 1963, estudia farmacia en la Universidade Federal de Pernambuco, Brasil, donde adquiere su título de farmacéutico.

Estudia medicina en la Universidad Central de Venezuela, donde se le otorga el título de Médico Cirujano.

Realiza postgrado de oftalmología en el Hospital Militar Carlos Arvelo en Caracas, atendiendo en su práctica médica a niños y adultos. Ejerce su profesión en diversos centros privados oftalmológicos en la Ciudad de Caracas y la Gran Caracas.

Impartió clases en Universidades e Institutos Universitarios en Caracas, asesorando tesis de pregrado. Ha publicado trabajos de investigación como autor y coautor.

Posee estudios en constelaciones familiares y fenomenología de la salud y de la enfermedad en el orden sistémico y transgeneracional, avalado por INSCONFA España e INDESIS Venezuela, su pasión por la medicina y el arte de entender y compenetrarse con el paciente, más allá de la ciencia, han sido su inspiración.

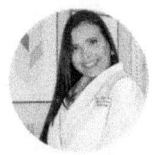

Rosa Virginia Salom García

Vínculo entre médico y paciente

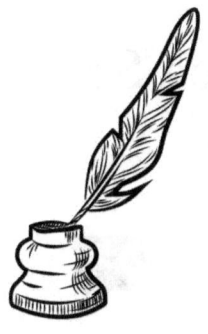

"Las palabras son una medicina para el alma que sufre"

Esquilo.

Enlaces de Contacto

Dra. Rosa Salom García

rosavsalomg@gmail.com

@ROSAEYES

Vínculo entre médico y paciente

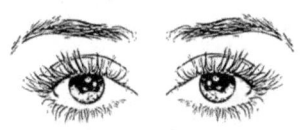

"El ojo piensa, el pensamiento ve, la mirada toca"

Octavio Paz.

Rosa Virginia Salom García

Vínculo entre médico y paciente

Índice

Claves

Sobre este libro 13

El Ambiente 19

El Asistente 21

Recepción del paciente 25

La Entrevista 29

La Exploración 33

Los Hallazgos 37

El Diagnóstico 41

El Tratamiento 43

Recomendaciones 47

Agradecimientos 51

Rosa Virginia Salom García

Vínculo entre médico y paciente

Sobre este libro

La relación médico – paciente ha sido estudiada y explicada por mucho tiempo, la humanización del acto médico ha ido decayendo al pasar de los años y algunos médicos han perdido la calidez y la manera de dirigirse a los pacientes, imponiendo sus necesidades como prioridad.

A todo ello se suma la tecnología, la cual nos ha apartado un poco de esa relación cálida y humana que debemos establecer, ya que como todos sabemos, muchas veces calma más una palmada en el hombro que acudir a un hombre de ciencia.

Cada día encontramos más pacientes que se quejan con respecto al trato deshumanizado que reciben de parte de los médicos o en general, del personal de salud, por tal motivo como médico y terapeuta, decidí plasmar 9 claves para alcanzar el éxito en la humanización de la relación médico – paciente.

Es importante tener claro que el paciente, es en definitiva nuestra razón de ser, el motor que nos impulsa a estudiar, a estar al día, investigar nuevas técnicas y esto nos colma de gloria y satisfacción.

Recordemos que es por el paciente que estamos realizando una de las más nobles profesiones que hay en la tierra y que justamente precisa de nuestros conocimientos, ¡sí!, de nuestro saber científico, pero todo esto no nos debe cegar ante la premisa de que nuestro éxito será alcanzando cuando podamos establecer de manera efectiva una buena relación médico - paciente que conlleve al logro de la comunicación y compenetración con el mismo.

Hay que tomar en cuenta que el paciente merece todo nuestro respeto, pues sin él no hay terapia ni medicina, nos está dando lo más preciado que es "su vida" y nosotros debemos valorarlo.

Existe una frase célebre la cual menciona que "no existen enfermedades, sino enfermos" y que éstas pueden ser una expresión psicosomática, por lo que mientras más abierta sea nuestra relación, mejor comprenderemos a nuestros pacientes de una forma integral.

Partiendo de esta premisa, he escrito 9 claves las cuales he usado durante toda mi práctica médica y me han llevado al éxito de mi consulta y a la conquista de mis pacientes, ganándole un paso adelante a la enfermedad.

Rosa Virginia Salom García.

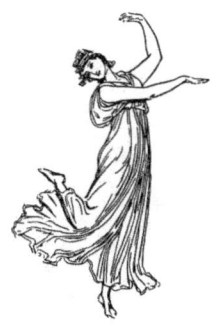

"Piensa siempre bien de ti mismo y proclámalo al mundo, no con grandes palabras sino con grandes actos"

Christian D. Larson.

Rosa Virginia Salom García

Vínculo entre médico y paciente:

9 claves para conquistar la conexión en la relación médico – paciente.

Rosa Virginia Salom García

Rosa Virginia Salom García

Vínculo entre médico y paciente

Clave 1

El Ambiente

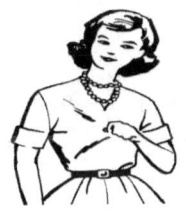

"Una sonrisa es una curva que lo pone todo recto"

Phyllis Diller.

El ambiente del consultorio es la primera impresión que recibe el paciente de nosotros, es la puerta de entrada del camino que deseamos recorrer junto con ellos, por lo tanto, es importante que se sienta atraído y cómodo, para ello la decoración debe ser minimalista, el objetivo es que se sienta a gusto, con confianza.

El ambiente tiene que estar limpio y organizado, pues la limpieza y el orden traduce lo que somos, es una manera de transmitir al paciente que lo respetamos.

Imaginemos por un segundo que somos el paciente y vamos a un consultorio médico que encontramos desordenado y sucio, de inmediato nuestro primer pensamiento es de rechazo y resistencia al lugar y en consecuencia al médico.

Un ambiente cálido y acogedor transmite seguridad y confianza. De esta manera el paciente se sentirá relajado y de esta forma se facilitará la comunicación.

En un ambiente recargado, el paciente puede sentirse intimidado, lo cual marcaría un distanciamiento de entrada y una barrera que podría ocasionar una resistencia de este paciente, dificultando ganarnos su confianza. La comunicación de entrada ya estaría afectada.

Todos estos mismos principios lo aplicamos a la telemedicina, el médico debe mostrar que está en un ambiente dedicado para escuchar y prestarle toda la atención necesaria sin distracciones que pueden llevar al paciente a pensar que no está siendo considerado y escuchado con la debida atención que él merece y que precisa.

Clave 2

El Asistente

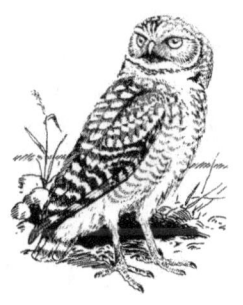

"No es necesario decir todo lo que se piensa; lo que si es necesario es pensar todo lo que se dice"

Quino.

El asistente es una pieza clave en el consultorio, pues de él va a depender el éxito en la comunicación verbal y gestual de entrada al consultorio.

Ser educado, profesional y contar con buena presencia, de carácter amable y cordial, tanto en su lenguaje gestual como en el tono de voz, es la clave principal, pues esto determinará la manera en que se dirigirá a los pacientes.

Recordemos que él representa la salutación y la orientación en el consultorio, por lo que estar siempre presto a escuchar al paciente con paciencia y dedicación es fundamental.

Del asistente depende la disposición que el paciente tenga al momento de la consulta y si este decide regresar o no. Por ello es importante evaluar muy bien a la persona que ocupará ese puesto, esto con la finalidad de escoger a la indicada.

Otro punto importante es que el médico deberá integrarse con el asistente, crear códigos que le permita conocer el tipo de paciente que ingresa, porque no podemos manejar a todos los pacientes de la misma manera, pues ellos mismos reaccionan de forma diferente al estrés de sentirse mal y en ocasiones se encuentran a la defensiva.

Desconocemos las situaciones por las que podría estar atravesando cada paciente, no conocemos sus circunstancias o estructuras de vida, muchos pacientes son introvertidos o retraídos, por lo que podrían llegar a comportarse de manera distante en la consulta, con este tipo de pacientes debemos ser mucho más cuidadosos y tener mucho más tacto en su abordaje, por lo que el asistente acá juega un rol clave, el objetivo es hacerlos sentir cómodos y confiados.

Vínculo entre médico y paciente

Además, entre las funciones más importantes, tendrá que manejar las citas y advertirle al paciente la manera en que el médico trabaja, indicándole la hora en que está citado y a su vez explicarle en un tono cálido que le será atendido en esa hora, pero, que sin embargo, podría retrasarse un poco la consulta, pues todo va a depender del paciente anterior, el médico se tarda con cada paciente lo que cada uno requiera según sus necesidades y su problemática, de manera tal que no le sea sorpresivo si su consulta llegase a retrasarse.

Cada caso es individual y nos demoramos más con unos pacientes que con otros, por lo que debemos concientizar de este hecho a través de nuestro asistente.

El primer contacto que tiene el paciente con el consultorio es clave, hay personas que aún cuando se les ha advertido la situación de que podrían esperar un poco más a ser atendidos, se desesperan.

Tomemos en cuenta que en la sala habrá pacientes que han sido previamente atendidos por usted, los cuales serán voceros del buen trato y cordialidad prestada por el médico y su equipo. De esta manera, sus antiguos pacientes, mantendrán una situación que ni usted ni su asistente pueden ver ni escuchar.

Si el tiempo de espera se prolonga y en caso de que el paciente persista con una actitud negativa, indíquele al asistente que hable con él y le reprograme una cita y dependiendo de la situación, puede exonerársele sus honorarios, en una expresión de cortesía. No debemos minimizar lo que siente el paciente ni mucho menos engancharnos en absurdas discusiones, recuerde siempre que el paciente es nuestro motivo y no debemos perderlo.

Consideremos que al asistente le toca lidiar con las situaciones más delicadas dentro del consultorio y debe enseñársele cómo manejarlas dependiendo del tipo de consulta. Debemos enfatizarle que el paciente es nuestro más preciado tesoro, merece un trato de altura, humano, con educación y amor. Cada uno es único y trae consigo su mundo, su esfera, sus conflictos, sus valores, y el asistente debe tener la capacidad de lidiar con ellos, pues no esta allí para juzgarlo, sino para brindarle solución y guiarlo en la consulta.

Clave 3

Recepción del paciente

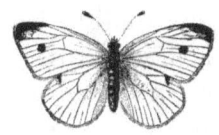

"El éxito consiste en hacer cosas ordinarias de manera extraordinaria."

Jim Rohn.

Recibir al paciente es un momento muy importante tanto para el médico o terapeuta como para el mismo, ambos estarán a la expectativa de cómo será ese encuentro, es como si tuviéramos una cita a ciegas, por lo tanto, se debe recibir como nuestro mejor invitado, para ello debemos tener buena apariencia, ya que esa es nuestra carta de entrada.

La primera impresión es lo que cuenta y nosotros debemos mostrar lo mejor de nosotros mismos para así romper el hielo y crear una empatía.

Siempre es recomendable recibir al paciente levantándonos y haciendo contacto visual con él, brindándole una gran sonrisa. En estos tiempos de pandemia, aún cuando no pueda ser vista nuestra sonrisa, nuestra mirada y nuestro lenguaje gestual es nuestro mayor aliado, pues indicarán que Ud. está feliz de que acudan a su consulta y de que sea usted quien pueda ayudarle.

Phyllis Diller dice "una sonrisa es una curva que lo pone todo recto". Estas palabras representan una gran realidad en toda la amplitud de la palabra sonrisa. Estréchele la mano de ser posible y salúdelo cordialmente: "buenos días, buenas tardes, mi nombre es…"

Con lenguaje gestual invítelo a sentarse y posteriormente siéntese usted y pregúntele "¿en qué puedo servirle?", ¡sí!, en qué puedo servirle, porque usted el médico o terapeuta, es un servidor del paciente y él es su mejor invitado y la razón de ese encuentro. El paciente en definitiva no es el servidor suyo.

Vínculo entre médico y paciente

He escuchado y he visto con frecuencia que el médico no ve al paciente a la cara ni tiene gestos amables, solo dice: "¿cuál es su nombre y a qué viene?". Esto es una pésima praxis, el médico tiene que integrarse desde el primer contacto con el paciente, debe romper el hielo y colocarse en el nivel del paciente.

Generemos confianza, coloquémonos por un momento en el lugar del paciente, ¿cómo usted le indica a alguien lo que siente si usted no se encuentra a gusto?, lamentablemente el 90% de los casos de no éxito en una consulta, corresponde a la barrera que coloca el médico o el personal de salud, bien sea por ego, por su falta de comunicación o por cualquier otro motivo. Cuidemos de esta conducta que asecha y aleja a nuestro paciente.

Para generar esa confianza que queremos, también hay que tomar en cuenta que cada consultorio es diferente dependiendo de la especialidad y algunos pueden intimidar al paciente por los equipos médicos que en él se encuentran, por lo que debemos explicarle brevemente para qué sirven esos equipos. Particularmente la consulta de oftalmología posee muchos equipos donde el paciente puede sentirse un poco invadido con ellos o en ocasiones, en el caso de los niños, pueden sentir curiosidad y sentirse atraídos, por lo que tomarnos un tiempo para que ellos se familiaricen y no se sientan atacados es muy importante.

Si a su consulta van niños, generalmente ellos son más aprehensivos, pues lamentablemente algunos padres o cuidadores amenazan al niño con llevarlo al médico si se portan mal, ¿cómo cree usted que puede sentirse en su visita? Al niño debemos contactarlo visualmente y explicarle con palabras que él entienda para qué son todos esos equipos y cuál es el rol del médico en la consulta. No podemos atacarlos, tenemos que explicarles y no obviarlos, preguntarles a ellos, de manera de involucrarlos en la consulta e ir explicando cada procedimiento que se le va a realizar.

Vínculo entre médico y paciente

Clave 4

La Entrevista

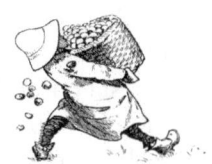

"Comienza haciendo lo que es necesario, después lo que es posible y de repente estarás haciendo lo imposible."

San Francisco de Asís.

Durante la exposición del paciente, tendremos que escuchar con atención, con una posición corporal y un lenguaje gestual que indique atención, respeto e interés por lo que nos están diciendo.

Permítale al paciente que exprese libremente y sin prisa el motivo de su consulta, el médico no podrá apurarlo interrumpiéndolo de ninguna manera, todo lo contrario, es importante escuchar y dirigir las preguntas acordes al motivo de consulta en caso de dudas, pero sin detener la fluidez del paciente.

De ser necesario interrumpirlo, debe hacer contacto sin que denote que el médico está con prisa o lo que es peor, que le está restando importancia a la exposición de motivos que está realizando el paciente.

Es incorrecto de nuestra parte acelerar la consulta e interrumpir porque ya sabemos el diagnóstico, pues en esa conversación el profesional de la salud puede descubrir otros hallazgos que permitan una mejor comprensión de la patología y ayuden al diagnóstico y tratamiento.

Escuchar con atención nos permitirá tener una visión más amplia tanto de el paciente como de su patología, así como de recolectar información importante y detalles que puedan conducirle al éxito del caso en cuestión.

El médico debe recordar que el paciente ha dedicado un momento de su tiempo para acudir a la consulta, es decir, aunque sea la práctica pública o privada, el paciente ha invertido su tiempo para ir a la consulta y lo ha escogido a usted, sí, a usted entre muchos otros, así que siéntase privilegiado y sea cordial durante la entrevista, cada

Vínculo entre médico y paciente

paciente es único para usted, pero él tiene la libertad de escoger entre muchas opciones.

La única manera de que el paciente adquiera confianza con usted y que se sienta realmente atendido, es prestarle la atención que merece y por la que ha estado realizando una inversión, de tiempo o de dinero.

Muchas veces y en muchos países, no podemos prestarle al paciente la atención que quisiéramos, ya que en ocasiones el médico tiene un número indicado de pacientes que se le obligar a ver, si "a ver", y digo "a ver" y no "a atender". Porque en la práctica médica no es posible brindarle calidad de atención a un paciente que no se le escuche y donde prevalezcan los intereses personales y/o del estado por sobre el paciente.

Somos nosotros los prestadores de un servicio de salud y los que debemos hacerlo de calidad con el conocimiento, amor, respeto que conlleva y por lo cual estamos comprometidos e hicimos de ello nuestra misión de vida.

Rosa Virginia Salom García

Clave 5

La Exploración

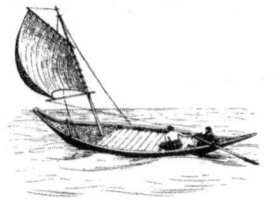

"Lo que sabemos es una gota de agua; lo que ignoramos es un océano"

Isaac Newton.

Dependiendo de la especialidad, tendremos que explorar al paciente minuciosamente, aquí de nuevo involucramos el tiempo, pues, sin prisa, hay que notificarle cada hallazgo encontrado, notificarle cada signo o síntoma de la patología, tomando en consideración que no todos los pacientes poseen la misma información.

Hoy en día con frecuencia, recibimos pacientes que están muy familiarizados con los nombres y terminologías empleadas en medicina y otros que acuden primero a buscadores por internet para conocer su posible diagnóstico y tratamiento y, de hecho, a veces vienen ya con el diagnóstico (que puede ser correcto o no) y por ello, debemos explicar muy bien y con calma.

Además, y en caso de que se requiera, es parte de la labor del médico explicar cada procedimiento que se le va a realizar, el por qué y para qué del mismo, así como su finalidad. Veo con mucho dolor cuando el paciente tiene antecedente de algún procedimiento que él no sabe justificar para qué le fue hecho, pues esto significa que hemos fracasado como médicos, una de nuestras misiones es tener la capacidad de que el paciente entienda qué pasa con su cuerpo y por qué debe hacérsele determinado procedimiento. Es importante adaptar nuestro lenguaje y explicarle claramente cada paso de lo que vamos a hacer.

Si se trata de un niño, tendremos que explicar claramente cada hallazgo encontrado, es importante dirigirse tanto al niño como a su representante, pues el niño se involucrará en la consulta, tenemos que respetar al paciente. Recordemos que ese no es nuestro cuerpo y tenemos el honor de examinarlo por lo que debemos dar todas las explicaciones necesarias y aclarar todas las

Vínculo entre médico y paciente

dudas, y ¿quién mejor que usted para explicar lo que ha encontrado?

Es muy importante notificar que algunos signos y/o síntomas pueden modificarse con el tiempo, es decir, lo que usted está viendo hoy, mañana quizás no esté y esto ¿por qué? Porque si el paciente acude a otro médico (como una segunda opinión), no le sea sorpresivo que el hallazgo que usted ha encontrado en su consulta pueda haber disminuido o hasta haber desaparecido.

Nunca podemos minimizar al paciente ni a su capacidad de comprender, debemos hablarle con transparencia, el médico es el responsable de que el paciente comprenda a plenitud lo que le está ocurriendo.

Rosa Virginia Salom García

Clave 6

Los Hallazgos

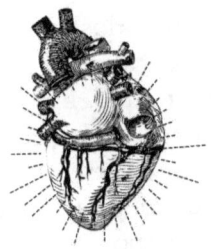

"La vida es un 10% lo que nos ocurre, y un 90% cómo reaccionamos ante ello"

Charles Swindoll.

Cuando el paciente acude al médico, se encuentra lleno de expectativas y desea saber qué es lo que le esta sucediendo. Es muy importante que el medico explique los signos y síntomas encontrados.

En muchas ocasiones el médico obvia explicarle al paciente lo que ha encontrado porque piensan que el paciente no va a entender y de alguna manera va minimizando la capacidad de comprensión del paciente en consecuencia, no se explican los hallazgos, dirigiéndose directamente al diagnóstico.

¿Cómo debemos explicarlos? El médico tiene que adaptar su lenguaje al nivel de la persona que está atendiendo sea adulto o niño. El profesional de la salud tendrá que explicar con un lenguaje menos técnico los términos médicos y asegurarse de que el paciente haya comprendido en su totalidad qué es lo que esta sucediendo con su cuerpo y qué es lo que se le ha encontrado.

Partiendo del mismo principio que mencioné anteriormente el cuerpo no es del médico ni del personal de salud, es importante ponernos en el lugar del paciente y bajar nuestro nivel científico, no solo explicar, sino estar muy seguro de que el paciente haya entendido todo lo que le está sucediendo y por qué le está sucediendo.

A los niños hay que prestarles particular atención y tiempo, ¡a ellos no les gusta que se les ignore y tienen razón! por que es su cuerpo y están en un momento en que quieren saber todo lo que les ocurre, además están en una etapa de descubrimiento y sus dudas deben ser todas saciadas.

Vínculo entre médico y paciente

La idea es explicar claramente la patología y sus cuidados, pues si el mismo decide acudir a una segunda opinión médica, estará consciente de su patología.

Esto nos brinda la satisfacción de que ha quedado claro en la consulta lo que tiene, recuerde que el médico o profesional de la salud es el único interesado en marcar la diferencia.

Rosa Virginia Salom García

Vínculo entre médico y paciente

Clave 7

El Diagnóstico

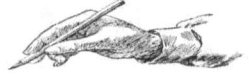

"Muchos eruditos son destruidos por la ignorancia y por el conocimiento que no saben utilizar"

Idries Shah.

Cada vez que el médico emite un diagnóstico debe estar seguro, si tiene dudas es su deber notificárselas al paciente, porque así este colaborará en la realización de todos los exámenes clínicos y paraclínicos necesarios para aclarar dudas con respecto al diagnóstico y/o tratamiento.

El médico debe explicar el diagnóstico detalladamente al paciente, utilizando un lenguaje gestual neutral, que indique serenidad, así como un tono de voz acorde, que no conlleve a la preocupación.

Cuando el diagnóstico es referente a una enfermedad de mal pronóstico, debe explicarlo con mucho tacto y sin transmitir alarma al paciente es fundamental. Por ello, debemos explicar las posibles causas de la enfermedad, los riesgos y cómo el paciente llegó a ese diagnóstico o a ese posible diagnóstico.

Debemos ser portadores de las malas noticias de una manera cordial y detenernos a escuchar cualquier pregunta que surja de parte del paciente en el transcurso de la explicación, de manera tal toda la información proporcionada quede clara. De ser necesario, podemos graficar y dibujar para que el paciente comprenda de lo que estamos hablando, sobre todo si son niños.

Esto beneficiará a ambas partes, porque el paciente al estar consciente de su enfermedad colaborará en su tratamiento y en la realización de exámenes complementarios que nos ayude a soportar nuestro diagnóstico, si así lo requiriera.

Clave 8

El Tratamiento

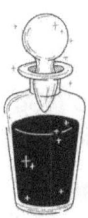

"Los medicamentos no siempre son necesarios. La creencia en la recuperación siempre lo es"

Norman Cousins.

El tratamiento es extremadamente importante, así como la explicación al paciente de este. Tendremos que explicar el medicamento recetado y preguntarle al paciente si es alérgico a algún medicamento.

Quizás ya hemos preguntado antes si es alérgico a algún medicamento, pero es bueno consultarlo en una segunda oportunidad, pues en ocasiones el paciente lo recuerda al final de la consulta. También podremos indagar si es resistente al uso de algún tipo de medicamento en específico.

Al momento de realizar el récipe debe explicársele al paciente el por qué se le está recetando cada medicamento, así como todos los posibles efectos secundarios que estos pudiesen tener.

Nuevamente escuchamos al paciente, pues el tendrá que estar de acuerdo en recibir esa prescripción. En caso de que no desee recibir determinado medicamento, es nuestra labor encontrar otras alternativas para él, y si no contáramos con otra alternativa, tenemos que explicarle las consecuencias que pudiese conllevar el no uso de determinado medicamento y sopesar los pros y los contras. Instemos al paciente a buscar otras alternativas que no correspondan a la medicina alopática si el paciente no acredita en ella.

Sucede también, que muchas veces el médico se niega a aceptar que existen otras alternativas actualmente en el mercado y que los pacientes tienen toda la libertad de tomarlas. Nosotros no podemos mostrar nuestra incredulidad ni minimizar el éxito de otro tipo de medicina alternativa, puesto que hoy en día existen muchas opciones naturales cuya efectividad ha sido probada.

Vínculo entre médico y paciente

Sea cual sea la decisión del paciente, siempre hay que hacerle hincapié de que debe acudir a control, de manera de monitorear la enfermedad. Esto es vital debido a que es muy importante para el médico conocer como evoluciona el paciente y su respuesta al tratamiento indicado.

Quizás para la próxima consulta él acceda a recibir el medicamento, pero será el paciente quien escogerá. No podemos realizar una imposición médica ni presionar al mismo, por lo que, es muy importante dialogar con él los aspectos positivos y negativos de cada situación, sobre todo porque hoy en día, gracias a la grandeza de internet y los medios de comunicación, el paciente puede buscar e indagar y sentir resistencia a ciertos medicamentos.

Rosa Virginia Salom García

Clave 9

Recomendaciones

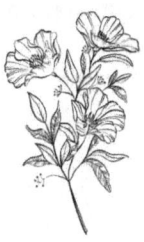

"He aprendido que las personas olvidarán lo que has dicho, olvidarán lo que has hecho, pero nunca olvidarán cómo las has hecho sentir"

Maya Angelou.

Una vez finalizada la consulta, es importante retomar los puntos más relevantes de la misma, de manera tal de dar un cierre y exponer las recomendaciones para el paciente sobre la enfermedad que se le ha diagnosticado y el tratamiento.

En este momento nos aseguramos totalmente de que haya comprendido toda la información que se le ha proporcionado, le preguntamos si tiene alguna duda o inquietud y le indicamos que puede comunicarse con nosotros en caso de que le surja duda alguna posteriormente, ya que, en el momento, dependiendo del diagnóstico, puede estar un poco nervioso y las preguntas pueden surgir a posteriori.

Al finalizar nos levantamos, le damos las gracias al paciente por haber acudido a nuestra consulta. Sin prisa nos despedimos de él, recordemos que ha invertido un tiempo en ir a nuestra consulta y que nos ha escogido a nosotros entre muchos, así que debemos marcar la diferencia con excelencia y calidad de atención, por lo que nos despedimos pausadamente indicándole que debe ir con nuestra asistente para gestionar su nueva cita y recalcándole que no dude en ningún momento en comunicarse con nosotros ante cualquier duda o novedad.

Vínculo entre médico y paciente

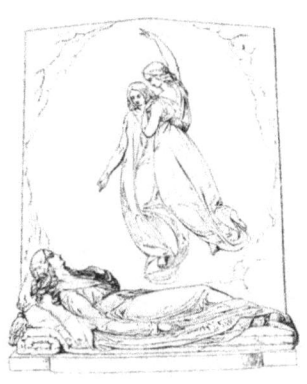

"El mejor médico es el que conoce la inutilidad de la mayor parte de las medicinas"

Benjamin Franklin.

Rosa Virginia Salom García

Vínculo entre médico y paciente

Agradecimientos

Agradezco a Dios y a mis padres Jesús y Nelly por haberme dado la vida, a mis padres de la vida mama Fina y Luis, Amama, Josefina, mis hermanos Ivonne, Luisa y Alejandro, a mi adorable hija María Teresa, a mis sobrinos Alexis, Gabriela, Megan y Bryant, a mi esposo Gabriel, a mi sobrinuera Mica y mi sobrinieta Emma, a mis sobrinos de la vida los cuales he amado como míos. A mis amigos y hermanos de la vida Ane, Bego, Domi, Goyo, Mafe, Luis, Tadeo, Yubi. A los hijos que me regalo la vida Armando, Dervis, Iker, Jennifer, Robert, y cada uno de aquellos que me han amado como a su madre. A Chef mi hermoso y gran compañero pastor alemán, por su amor y lealtad incondicional. A mis socios, colegas, anestesiólogos, asistentes, enfermeras, instrumentistas, optometristas, ópticos, a mis estudiantes y a todo el personal administrativo y de salud que me han acompañado en este maravilloso y extraordinario transitar. A todos los seres de luz que he encontrado en mi camino que forman parte de mi vida y que sería imposible poder nombrarlos a todos, pero que están en mi corazón y por fortuna me han permitido ser parte de ellos. A mis pacientes por tener con ellos una relación mas allá de la medicina, intangible pero real.

Gracias, Gracias, Gracias.......

Enlaces de Contacto

Dra. Rosa Salom García

rosavsalomg@gmail.com

@ROSAEYES

www.ingramcontent.com/pod-product-compliance
Lightning Source LLC
Chambersburg PA
CBHW070838220526
45466CB00002B/817